CONSIDÉRATIONS GÉNÉRALES

SUR LES

HYDROCÈLES VAGINALES DE L'ADULTE

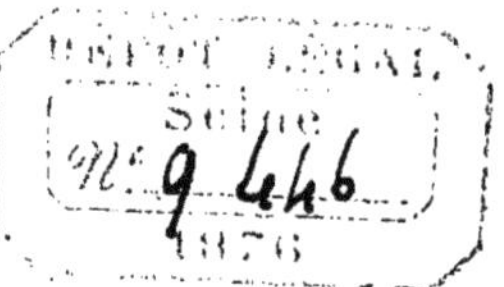

CONSIDÉRATIONS GÉNÉRALES

SUR LES

HYDROCÈLES VAGINALES

DE L'ADULTE

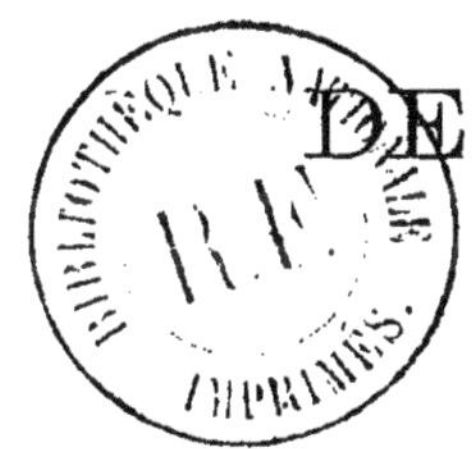

PAR

Valeriano RAMOS da FONSECA,

Docteur en médecine des Facultés de Rio-de-Janeiro
et de Paris,
Bachelier ès lettres du Collége Pedro 2°,
Membre de l'Institut des bacheliers ès lettres.

PARIS

V. ADRIEN DELAHAYE ET Ce, LIBRAIRES-ÉDITEURS,

PLACE DE L'ECOLE-DE-MEDECINE

1876

CONSIDÉRATIONS GÉNÉRALES

SUR LES

HYDROCÈLES VAGINALES

DE L'ADULTE

INTRODUCTION. — DIVISION DU SUJET.

On désigne sous le nom d'hydrocèle toute tumeur formée par de l'eau (ὕδως eau, et κήπη tumeur) mais on ne s'en sert en chirurgie, que pour désigner les tumeurs aqueuses du scrotum (Velpeau, Dict. en 30 vol. hydrocèle).

Si ce terme a l'avantage de s'appliquer à toutes les tumeurs aqueuses des bourses, en revanche, il a l'inconvénient de s'appliquer à des états trop différents pour qu'on puisse l'employer seul. Aussi, voyons-nous les auteurs établir dès le début de leur description un grand nombre de variétés.

C'est ainsi qu'on divise, et avec raison, les hydrocèles du cordon des hydrocèles du scrotum. Rien de plus légitime ; pourtant ces deux symptômes peuvent se rencontrer chez le même malade et reconnaître la même cause; ne rappelons seulement que les infiltrations liées à une affection générale, mal de Bright, affection cardiaque. L'hydropisie n'emprunte à son siége aucun caractère particulier; le plus souvent même elle est masquée par l'infiltration des plans superficiels. Survenant avec un état général grave, elle n'ajoute rien à la gravité du pronostic, et ne réclame aucun traitement spécial. Elle est du reste, en général peu marquée, et il nous est arrivé plus d'une fois d'ouvrir la tunique vaginale chez des sujets morts avec de l'anasarque et de n'y rencontrer qu'une très-petite quantité de liquide. Quelques auteurs pensent que la compression causée par l'infiltration superficielle met obstacle à la distension de la tunique vaginale dans ce cas.

C'est donc là une distinction de peu de valeur. Les hydrocèles enkystées du cordon méritent mieux d'être décrites à part. Elles reconnaissent le plus souvent pour cause une oblitération partielle ou incomplète du prolongement péritonéal qui accompagne le testicule au moment de sa descente. Il y a là sans doute une étude intéressante à faire; la question des hydrocèles congénitales ou des hydrocèles des enfants soulève encore la recherche de l'époque normale d'oblitération du canal péritonéal. A côté d'elle encore, et parallèlement se présenterait l'étude des hernies dans la tunique vaginale, hernies congénitales ou apparues longtemps après la naissance, mais reconnaissant la même cause. Malgré l'intérêt de ces recherches, nous avons dû limiter davantage notre sujet faute de temps et d'expérience.

Les hydrocèles de la tunique vaginale chez l'adulte constituent déjà un chapitre énorme et dans lequel on a établi plusieurs divisions. Nous avons déjà éliminé l'hydrocèle congénitale; mais, dans les différentes variétés d'hydrocèle acquise, il nous reste encore, d'après les auteurs classiques, des épanchements simples ou compliqués de lésions testiculaires ou épididymaires, et enfin des épanchements aigus et chroniques. Il s'en faut, et de beaucoup, qu'on accorde à ces différentes variétés une importance égale, et l'on ne décrit en général, d'une façon spéciale qu'un seul genre d'hydrocèle, l'hydrocèle simple, chronique.

« L'hydrocèle vaginale proprement dite est une affection essentiellement chronique. » (Curling). L'auteur anglais a d'abord présenté, il est vrai, quelques observations sur l'hydrocèle aiguë, mais il n'a cherché à établir entre les deux variétés aucun rapport pathogénique. Longtemps avant, Velpeau (Dict. en 30 vol.) bien mieux inspiré, avait décrit plus longuement ces deux formes et avait montré qu'il existe une relation entre les lésions du testicule et de l'épididyme et l'épanchement de la tunique vaginale. En effet, après avoir énuméré les causes banales qui peuvent déterminer l'hydrocèle chronique, il ajoute : « Une autre cause trop négligée se trouve dans les maladies de la glande elle-même. Beaucoup de malades ont eu une orchite avant d'avoir une hydrocèle; aussi voit-on très-fréquemment le testicule, mais surtout l'épididyme bosselé, hypertrophié, triplé, de volume dans des hydrocèles qui paraissent survenues spontanément. »

Nous savons en effet que dans les cas les plus simples :

épididymite ou orchite blennorrhagique aiguë, l'épanchement n'est que secondaire. La vaginalite succède assez rapidement il est vrai, à l'inflammation du tissu sus jacent et il est plus que rationel de considérer celle-ci comme la cause de celle-là. D'autre part, nous savons aussi que le plus grand nombre des affections testiculaires ou épididymaires s'accompagnent d'épanchement vaginal. Il semble qu'il y a là une relation toute naturelle de cause à effet, et que ces faits bien connus, devraient servir de point de départ à l'étude de l'hydrocèle. Dans tous les cas que nous venons de citer, l'épanchement séro-fibrineux ou simplement séreux n'est qu'un symptôme. Faire dans ces cas, de ce symptôme, une maladie essentielle, c'est tout simplement avouer qu'alors on n'a pas trouvé de lésion qui puisse être incriminée comme cause de l'épanchement. Or, les maladies essentielles, et pour ne considérer spécialement que le cas qui nous occupe, les hydropisies essentielles deviennent de plus en plus rares à mesure que l'anatomie pathologique et la clinique font des progrès. Plus heureuse qu'une foule d'autres, l'hydropisie essentielle de la tunique vaginale reste debout.

Nous n'avons ni l'autorité, ni l'expérience nécessaire pour la détruire, mais nous pensons qu'elle n'a pas la même importance que l'hydrocèle symptomatique. Si l'on ne signale pas l'état du testicule et de l'épididyme, cela tient à ce qu'on n'a pas examiné ces organes, au moins dans bon nombre de cas que nous avons relevés ; des lésions testiculaires ou épididymaires sont mentionnées il est vrai dans certains cas, mais comme dans les mêmes mémoires, nous trouvons à côté de ces faits des observations dans lesquelles il n'est fait aucune mention de l'état du testicule ou de ses annexes, nous pouvons supposer que la lésion n'a été notée que dans les cas où elle sautait pour ainsi dire aux yeux. Partant de ce point que l'hydrocèle peut être essentielle, on ne cherche pas suffisamment peut-être la maladie qui peut lui avoir donné naissance, et elle conserve ainsi droit de cité dans la science.

Nous procèderons d'une manière toute différente. En nous appuyant sur cette donnée que toute hydropisie reconnaît pour cause une lésion prochaine ou éloignée, nous chercherons d'abord les rapports qui existent entre les lésions des testicules ou de l'épididyme et les épanchements de la tunique vaginale. Nous mentionnerons ensuite un certain nombre de ces cas déjà connus, d'autres inédits, dans lesquels on a rencontré des lésions très-appréciables, mais qui seraient passées inaperçues si on ne les avait recherchées avec soin, et nous espérons établir une relation très-prochaine et très-évidente entre la lésion et le symptôme.

Nous sommes loin d'être le premier à entrer dans cette voie; nous avons eu pour guide immédiat le mémoire de M. le docteur Panas, qui a le premier établi la non essentialité d'un très-grand nombre d'hydrocèles qui passent pour simples, et a montré en même temps la relation qui existe entre certaines variétés *d'épididymites latentes* et l'hydrocèle. Nous tenons à le remercier ici pour ses bienveillants conseils, et pour l'obligeance avec laquelle il a mis ses observations à notre disposition.

C'est à lui que revient l'honneur d'avoir attiré l'attention sur ce point. Si bien des auteurs avaient mentionné la fréquence des lésions testiculaires dans l'hydrocèle, personne n'avait cherché avec le même soin le rapport de causalité qui existe entre ces deux faits, et montré, pour ainsi dire, la nécessité des lésions dans la production de l'hydrocèle. Quelques mots d'historique vont nous le montrer.

J. L. Petit, considère l'inflammation testiculaire comme une complication de l'hydrocèle, puis plus loin, se contredisant il dit : « que le gonflement testiculaire ne se dissipant pas, il se forme une hydrocèle qui vient peu à peu.

Pour P. Pott, l'hydrocèle produit souvent la corruption ou l'altération des testicules.

Hunter dit que souvent l'hydrocèle est la suite d'une affection du testicule.

Boyer, au contraire, dit que dans l'hydrocèle simple, il n'y a pas d'altération du testicule.

A. Cooper considère l'hydrocèle comme une maladie purement locale qui résulte d'un défaut de rapport entre l'exhalation et l'absorption qui se fait à la surface de la séreuse ; pourtant il admet que dans les inflammations chroniques de la vaginale il y a hypertrophie des cloisons fibreuses du testicule.

Curling et Gosselin signalent bien les altérations qui peuvent se rencontrer sur le testicule ou sur l'épididyme en même temps que l'on trouve l'hydrocèle de la tunique vaginale, mais n'en persistent pas moins à décrire une hydrocèle simple ou essentielle.

En 1854, Ad. Richard avait déjà observé 1° qu'une foule dh'ydrocèles, qui passent pour simples dans les services de chirurgie sont symptomatiques d'une maladie du testicule et surtout de l'orchite chronique. 2° Même dans ces cas, contrairement à l'opinion généralement admise l'injection guérit l'épanchement.

M. Voillemier, dans un mémoire inséré dans l'*Union médicale* de 1859, rapporte plusieurs observations dans lesquelles a été noté l'état du testicule ou de l'épididyme, mais sans insister sur les altérations qu'il a observées.

Enfin, en 1872, paraît dans les *Archives générales de médecine*, un excellent mémoire de M. Panas qui relève, dans ses observations, l'état du testicule et de l'épididyme et qui attribue l'épanchement aux altérations constatées du côté de la glande.

Ces idées ont été reprises déjà et commentées dans deux thèses: celle de M. Vetault (1872), et celle de M. Lobit, élève du Val-de-Grâce.

Dans ces trois mémoires sont rapportées un certain nombre d'observations personnelles.

En 1873, M. Lannelongue a communiqué à la Société de chirurgie, une étude sur les lésions épididymaires dans l'hydrocèle, mais ces lésions sont regardées par lui comme une conséquence de l'hydrocèle, et il n'a pas envisagé sous le même jour la question. Nous aurons lieu d'y revenir.

Ainsi qu'on le voit nous venons, après plusieurs auteurs, apporter quelques arguments de plus à la question. Loin de prétendre à l'originalité, nous sommes heureux de reporter au maître qui l'a inspiré, le peu de valeur de notre travail. Les observations que nous rapporterons ont été recueillies dans son service.

Son opinion est déjà acceptée par un grand nombre de chirurgiens, mais elle n'est pas classique et nous serions heureux d'avoir contribué à la vulgariser.

Il nous a semblé qu'on pouvait encore, malgré le travail de nos devanciers, réunir sur cette question certains documents intéressants, et voici le plan que nous nous sommes proposé :

1° Montrer, dans une revue rapide, que le plus grand nombre des affections du testicule, aiguës ou chroniques, peuvent s'accompagner d'épanchement ;

2° Rechercher quelles sont les lésions qui se rencontrent le plus souvent en même temps que cet épanchement, et la valeur de ces lésions et leur rôle dans la production de l'hydrolcèe de la vaginale.

3° Enfin, s'il existait un traitement capable de modifier ces lésions, et portant de prévenir les récidives de l'épanchement.

CHAPITRE I.

HYDROCÈLES AIGUES.

La coïncidence d'un épanchement intra-vaginal avec les inflammations aiguës du testicule ou de l'épididyme, a été noté depuis longtemps.

Rochoux notamment, dans un mémoire publié dans les *Archives de médecine*, (1833), a longuement insisté sur ces épanchements inflammatoires, et il a été jusqu'à le considérer comme formant la plus grande partie de la tumeur dans les cas d'orchite ou d'épididymite blennorrhagique ; de plus, et pour insister sur l'importance qu'il lui attribue, il propose de désigner l'affection dont nous nous occupons, sous le nom de vaginalite.

Nous reviendrons sur ce point à propos de la pathogénie des épanchements intra-vaginaux.

Velpeau a montré qu'il y avait là une exagération évidente. Pour lui l'épanchement péri - testiculaire n'existe que dans la moitié des cas environ, formant tantôt le quart ou le sixième de la tumeur totale. L'épididyme est le siége principal et quelquefois unique de la tuméfaction. Il existe, en outre, dans le plus grand nombre des cas, une infiltration superficielle des bourses qui contribue aussi, pour une part, à l'augmentation de volume de la masse.

Il apparaît, dit encore Velpeau, vers le quatrième jour de l'épididymite pour se terminer, le plus souvent, avec la maladie de l'organe, mais il peut persister dans certains cas et se transformer en hydrocèle chronique.

Bien que sa présence soit assez facile à constater dès qu'il acquiert une certaine abondance, on peut dire, d'une façon générale, que la constatation de l'hydrocèle aiguë est d'une importance médiocre.

On la reconnaît : à *la fluctuation*, différente de la sensation analogue produite par la palpation du testicule; Lorsque le scrotom est fortement tendu d'une main, les doigts de la main qui l'explore repoussent le liquide avant d'arriver sur le testicule ; *et à la transparence*. Ce dernier signe n'est pas toujours facile à constater à cause de la petite quantité de liquide épanché.

On voit donc que les signes physiques déterminés par la présence de l'épanchement dans les cas d'épididymite aiguë sont peu nombreux. Faut-il, en outre, lui accorder une part dans la douleur éprouvée par le malade? Cela est possible et surtout lorsqu'il y a une quantité assez abondante de liquide. L'épanchement se faisant rapidement, entre les deux feuillets d'une membrane peu extensible, exerce une certaine compression sur le testicule et sur l'épididyme. Aussi, Velpeau a-t-il montré que la ponction de la tunique vaginale était le plus souvent suivie d'un amendement notable de la douleur. On sait qu'il a été le premier à conseiller les mouchetures pénétrant jusque dans la vaginale (1835 ou 1836). « C'est quand une assez forte proportion de liquide existe dans le vaginale qu'elles soulagent le plus ; » mais pour montrer que la compression du liquide n'est pas la seule cause de douleurs, et que les mouchetures doivent agir autrement qu'en vidant la vaginale, il ajoute : « Même s'il ne s'écoule pas de liquide, il y a en général un mieux incontestable produit. »

M. Gosselin pense aussi que cet épanchement peut être une cause de douleur et conseille de lui donner issue dans certains cas.

C'est aussi la pratique que nous avons vu suivre, à M. Panas, mais ce n'est pas ici le lieu d'insister sur les modes de traitement ; nous y reviendrons plus tard.

L'hydrocèle aiguë a donc peu de caractères propres et la majeure partie des chirurgiens ne lui accordent qu'une importance très-secondaire. L'inflammation du cordon, de l'épididyme ou du testicule est pour eux toute ou presque toute la maladie.

Quant à ses causes déterminantes, ce sont toutes les irritations portées sur les parties profondes de l'urèthre, tantôt par la blennorrhagie, tantôt par le cathétérisme, même bien fait, à plus forte raison lorsqu'il détermine des déchirures du canal, par les opérations chirurgicales qui intéressent la prostate, etc.

Nouspassons donc rapidement sur son histoire, mais

nous avons tenu à la citer pour la mettre en regard des hydrocèles chroniques et pour tenter la démonstration de ce fait : que le plus grand nombre des épanchements de la tunique vaginale ne sont point primitifs ou essentiels, mais qu'ils sont dus au contraire à des lésions des parties que recouvre la séreuse vaginale.

CHAPITRE II.

HYDROCÈLES CHRONIQUES.

Toutes les affections chroniques du testicule ou de l'épididyme peuvent déterminer un épanchement dans la tunique vaginale. Leur fréquence, leur abondance et leurs caractères physiques sont variables et nous aurons lieu de les examiner à propos de chaque genre d'affection.

Faisons tout d'abord nos réserves au sujet de l'orchite chronique des auteurs. Après la lecture d'Ad. Cooper et de Curling et celle des auteurs classiques, nous sommes incertains du sens qu'il faut attacher à ce mot. Nous voyons qu'on a désigné sous ce nom des maladies assez différentes et notamment la tuberculisation du testicule (Curling).

D'autre part, il est difficile de ranger au dehors de ce cadre des formes très-communes d'orchite syphilitique (sarcocèle scléreux de Fournier), car les caractères anatomiques de cette affection sont bien ceux qu'on attribue aux inflammations chroniques. Prolifération des éléments conjonctifs aux dépens de la substance glandulaire (cirrhose hépatique) des éléments de la névroglie aux dépens des éléments nobles (scléroses médullaires).

Aussi, nous semble-t-il plus naturel de ranger sous la dénomination d'orchites chroniques toutes les maladies de la glande testiculaire dans laquelle l'inflammation entre toujours pour une très-forte part, tantôt d'une façon latente et subaiguë, tantôt, au contraire, présentant des poussées aiguës qui mettent hors de doute le caractère de l'affection. A ce titre, le testicule tuberculeux et le testicule syphilitique, ne seraient que des variétés de l'orchite chronique, et il suffirait de donner à cette dénomination le nom de l'élément particulier qui a déterminé la manifestation inflammatoire.

Les mêmes considérations sont de tout point applicables aux épididymites. Il faut seulement noter que les inflammations de l'épididyme sont beaucoup plus fréquentes que celles du testicule.

Ainsi, il est assez fréquent d'observer des lésions épididymares sans altération dans la substance même des testicules, tandis qu'il est au contraire peu commun de rencontrer un testicule malade sans qu'il existe des lésions de même nature dans l'épididyme. La raison de ce fait est facile à comprendre. L'épididyme n'est autre chose qu'un long tube séminifère, enroulé sur lui-même un très-grand nombre de fois; sa nature intime est la même que celle du testicule. Mais, d'un autre côté, cet appendice représente le commencement du canal déférent, et toute irritation partie de ce canal peut se transmettre et se transmet, en effet, souvent d'une extrémité à l'autre, c'est ainsi qu'on voit les inflammations de l'uthre à sa partie profonde dans la chaude-pisse par exemple, se propager des vésicules séminales ou même des conduits éjaculateurs à l'épididyme. Souvent l'inflammation s'arrête là. L'épididyme constitue donc, par rapport au testicule, une sorte de barrière ou de réservoir où l'irritation s'arrête pour un temps. Ce fait a été surtout mis en relief par M. Ricord. Dans d'autres cas, au contraire, on voit une inflammation subaïgue, envahir du même coup et l'appendice et la glande, mais ces cas sont de beaucoup les moins nombreux.

Nous aurons à examiner les hydrocèles dans les maladies chroniques du testicule et de l'épididyme. — Tubercule, syphilis, cancer. — Nous parlerons en dernier lieu et plus spécialement des épididymites chroniques simples, celle que M. Panas a désignée sous le nom d'épididymite latente.

Un mot d'abord sur les caractères généraux de l'hydrocèle. L'épanchement, dont l'abondance est d'ailleurs très-variable, présente, dans le plus grand nombre des cas, la même composition. Il est formé surtout par de l'eau (plus des 9 dixièmes), de l'albumine et des sels. Les épanchements aigus contiennent en outre de la fibrine spontanément coagulable, et les épanchements anciens, mais surtout ceux qu'on observe chez les vieillards, contiennent en outre une proportion assez notable de cholestérine dont on reconnaît facilement les cristaux à l'examen microscopique. Enfin, le liquide de l'hydrocèle diffère de la sérosité des hydropisies par une densité plus considérable et une plus forte proportion d'albumine.

Leur coloration varie du jaune-pâle-ambré à la teinte

jaune-brun ; dans quelques cas, cette coloration est plus foncée encore et tient à la présence d'une petite quantité de sang. On comprend, sans peine, que cette différence d'aspect donne lieu aussi à des degrés dans la transparence de la tumeur, mais le plus souvent, lorsque la transparence manque, cela tient plutôt à l'épaississement de la tunique vaginale, épaississement formé soit par des dépôts pseudo-membraneux d'origine inflammatoire (c'est là un des modes de formation des hydro-hématocèles), soit par une transformation d'apparence cartilagineuse.

Ce liquide s'accumule d'abord dans les parties déclives, et, à mesure que sa quantité augmente, il distend peu à peu la vaginale dans les points où elle est le moins fixe, et il en résulte que, dans la plupart des cas, le testicule se trouve placé à la partie postérieure et inférieure de la tumeur. Dans des cas d'inversion du testicule, une disposition inverse se produit, il est inutile d'y insister, mais tous les auteurs recommandent avec raison de s'assurer toujours, autant que possible, par l'examen à la lumière et à la palpation de la situation de la glande spermatique.

Quant aux signes fournis par la tumeur, les voici en quelques mots : le volume est en raison de l'épanchement, et la configuration généralement ovoïde, quelquefois allongée en boudin et, remontant jusque vers la fin du canal inguinal, souvent bilobée, présentant, vers sa partie moyenne, une sorte d'étranglement. La hauteur à laquelle remonte l'épanchement correspond au point d'oblitération du canal vaginal (Curling). Quant à la disposition bilobée, elle tient à la présence d'une bandelette fibreuse signalée par Béraud. Cette tumeur se développe lentement, sans occasionner d'autres troubles qu'un sentiment de pesanteur et de tiraillement dans le cordon et dans l'aine. Elle est d'autant plus exposée aux contusions que son volume est plus considérable. La fluctuation y est d'autant plus facile à constater que la poche est moins distendue. Elle se laisse généralement traverser facilement par les rayons lumineux. Enfin, dans quelques cas, la palpation peut déterminer une espèce de frottement, de crépitation dus à de fausses membranes ou à des dépôts cartilagineux.

Dans un assez grand nombre de cas, l'épanchement de la tumeur vaginale masque absolument le testicule, et il est impossible de reconnaître à l'aide de la transparence seule, le point occupé par la glande. Il faut alors recourir à la palpation et même à la pression. On sait que la compression du testicule donne lieu à une sensation caractéristique perçue par le malade et la palpation de l'autre testicule fournit dans ces cas un terme de comparaison précieux.

Mais si la présence du testicule peut être masquée par l'épanchement, à plus forte raison est-il fort difficile de diagnostiquer à travers une couche de liquide considérable l'état du testicule et de l'épididyme. Aussi, ce dernier point ne peut-il être tranché, dans bon nombre de cas, qu'après l'évacuation du liquide. Nous procéderons dans notre description comme on procède en clinique. Ce moyen nous semble le plus naturel et il aura, en outre, l'avantage de nous éviter des répétitions.

Il existe donc certaines affections du testicule et de l'épididyme, s'accompagnant d'hydrocèle et qui peuvent être reconnues avant la ponction. Ce sont : les tubercules, les productions syphilitiques, le cancer. Nous disons à dessein *qui peuvent être reconnues*, car il est certain que des cas obscurs peuvent se présenter, dans lesquels le diagnostic ne pourra être porté qu'après la ponction.

§ 1. *Tubercules.* — Les tubercules de l'épididyme, du testicule sont souvent distingués des autres affections, sans ponction préalable. Nos auteurs classiques vont plus loin et disent que, dans ces cas, l'épanchement est exceptionnel. Les faits que nous avons observés rentrent, en effet, dans cette règle, mais nous lisons dans la thèse de M. Reclus que l'épanchement serait, au contraire, assez fréquent et, en effet, il rapporte plusieurs cas d'hydrocèle avec testicule ou épididymite tuberculeux. « Il est vrai, dit-il, que cet épanchement est, le plus souvent, peu abondant, mais il en est de très-volumineux. » Dans le premier cas, la configuration des organes sous-jacents pourra être facilement déterminée. On observe alors une augmentation de volume manifeste de l'épididyme, des bosselures, des inégalités dont le siége est très-variable. On pensait, autrefois, que le tubercule se développait uniquement à la tête de l'épididyme, mais déjà Dufour, en 1854, avait montré ce que cette opinion a d'exagéré, et M. Reclus est revenu aussi sur ce point et a montré par ses descriptions et par ses planches que les foyers tuberculeux peuvent se rencontrer dans tous les points de l'épididyme. Ces foyers sont généralement arrondis, durs, sous le doigt qui les presse, et indolents. Des lésions analogues peuvent encore s'observer sur le testicule, mais il est surtout très-ordinaire de rencontrer des indurations de même nature à l'examen de la prostate et des vésicules séminales. Enfin, des lésions pulmonaires ou d'autres manifestations tuberculeuses viennent, le plus souvent, donner la confirmation du diagnostic.

Il n'entre pas dans notre plan d'établir le diagnostic de toutes les lésions du testicule. Nous avons surtout en vue, ainsi que nous l'avons dit au début, de rechercher la pathogénie des hydrocèles, et nous tenons seulement à établir la coexistence de certaines lésions avec l'épanchement vaginal. Nous tenons à être bref sur les questions secondaires, nous réservant de donner plus d'étendue au chapitre qui fait la base de ce travail.

§ 2. *Syphilis.* — Des manifestations syphilitiques peuvent s'observer du côté du testicule et du côté de l'épididyme. A. Cooper les désigne sous les noms d'inflammations syphilitiques du testicule. Curling les considère aussi comme une variété d'orchite chronique et il admet qu'elles peuvent arriver à la suppuration. Cette opinion est contraire à celle de M. Ricord et à celle de M. Gosselin, et à celle qu'on adopte généralement aujourd'hui. Déjà Hamilton (cité par Curling) avait, en 1849, signalé dans l'épididyme et dans le corps du testicule des dépôts jaunâtres d'apparence tuberculeuse. Bien que l'examen microscopique manque à ces observations, Curling n'est pas éloigné de voir là aussi une manifestation tuberculeuse. Au point de vue clinique de la marche et du traitement, il existe pourtant de grandes différences entre ces deux affections, mais nous avons tenu à rapporter ce passage d'un traité classique, en

France, pour montrer l'insuffisance de sa description. Il est certain, cependant, que les symptômes de la maladie avaient été bien observés, et l'anatomie pathologique est exacte dans une certaine mesure. On admet, en effet, aujourd'hui, les lésions suivantes : orchite et épididymite interstitielles, gommes de la glande et de son appendice, albuginite syphilitique (Ricord).

L'épididymite syphilitique a été, pour la première fois, le sujet d'un mémoire de M. Dron, publié dans les *Archives générales*, de 1863. Jusque-là, dit cet auteur, où bien on avait nié toute affection syphilitique de l'épididyme, ou bien on l'avait considérée comme une extension de la lésion testiculaire; personne ne l'avait reconnue et décrite en dehors de toute affection testiculaire.

Seize observations sont rapportées dans ce mémoire, et l'auteur a soin de relever, dans chaque observation, l'absence de blennorrhagie *actuelle*, chez ses malades, de sorte qu'on ne peut, dit-il, attribuer les lésions épididymaires à la blennorrhagie ; du reste, le siége ordinaire, — tête de l'épididyme, globus major (Hamilton) — n'est pas le même que celui des engorgements inflammatoires aigus ou subaigus. Ceux-ci siégent toujours à la queue. Enfin, dans les cas où l'épididyme est pris tout entier, dès que la résolution a lieu, c'est par la queue de l'organe qu'elle commence. Bien qu'il n'y ait eu d'autopsie, dans aucun des cas mentionnés, l'auteur pense que ces engorgements étaient amenés par la présence des produits fibreux ou gommeux L'époque d'apparition a été très-variable, mais soit à cause de leur début très-rapproché de l'accident primitif, soit à cause des manifestations concomitantes, il leur attribue un pronostic grave.

Nous avons tenu à donner une courte analyse de ce mémoire, parce que, ainsi qu'on le verra, nous attribuons aux engorgements de l'épididyme une importance très-grande dans la production de l'hydrocèle. Nous ne voulons pas dire par là que les lésions de l'épididyme sont seules en cause dans la production de l'épanchement, mais nous tenons à rappeler que ces lésions avaient passé longtemps inaperçues.

Plus tard, M. Fournier, revenant sur ce sujet, signale outre ces épididymites deux formes de testicule syphilitique qu'il décrit sous le nom de sarcocèle scléreux et de sarcocèle gommeux. L'épanchement vaginal est la règle, et son abondance est très-variable. Le testicule présente des indurations par plaques comme cartilagineuses, et souvent des inégalités très-sensibles à la palpation. Tantôt elles sont dues à des épaississements partiels de la vaginale, à des fausses membranes ; tantôt à des dépôts gommeux. Dans bon nombre de cas, le testicule et l'épididyme confondus ne forment qu'une seule masse. Le principal caractère de ces manifestations, c'est leur indolence.

Outre l'absence de lésions du côté de la prostate et des vésicules séminales, l'efficacité du traitement distinguera ces productions des tubercules. Retenons seulement ce fait, que l'épididyme est souvent malade quelquefois isolément, que, dans d'autres cas, il fait corps avec le testicule par suite d'adhérence et de dépôts inflammatoires, et, enfin, que ces dépôts siégent surtout sur la séreuse viscérale, ce qui indique bien que le mal est primitivement dans la glande.

§ 3. — *Cancer.* — Dans les cancers du testicule, il est encore très-fréquent de rencontrer des épanchements : hydro-sarcocèles ou hémato-sarcocèles. L'abondance du liquide épanché est très-variable, et la transparence est difficile à reconnaître dans la plupart des cas. Mais l'hydrocèle ne forme qu'une partie, et souvent la plus faible, de la tumeur, se reconnaît à une fluctuation limitée, d'autant plus notable qu'on trouve le testicule gros, dur et inégal. Souvent enfin, au moins à une certaine période, cet épanchement est enkysté par suite des adhérences que la tumeur a contractées avec les enveloppes. De plus, il existe un engorgement du cordon, des ganglions pelviens, et souvent des signes de cachexie ou des symptômes de généralisation qui font établir le diagnostic. Les douleurs sont très-variables, de même que la marche. Le diagnostic présente souvent cependant des difficultés insurmontables et ne peut être fait qu'après la castration. Nous ne nous étendrons pas sur ce point, mais nous notons seulement ce fait, que les adhérences entre les feuillets de la tunique vaginale sont très-fréquentes, et qu'on a même vu la disparition de cette cavité. Enfin, Curling fait remarquer qu'on observe, en général, une augmentation considérable des vaisseaux du cordon, et il dit avoir vu l'artère spermatique aussi volumineuse que la radiale du poignet.

Dans les différentes affections que nous venons de passer en revue, nous voyons que les auteurs ont eu soin, dans le plus grand nombre des cas, d'étudier toujours les lésions de l'épididyme et celles du testicule dans un même chapitre. Les rapports anatomiques de ces deux organes, les conditions étiologiques de leurs maladies, légitiment en effet, cette façon de les comprendre et de les étudier. Mais nous avons pu voir aussi que pendant longtemps l'épididymite syphilitique avait été niée. Pareil fait ne s'est point rencontré pour l'épididymite tuberculeuse, et la grande raison, c'est que cette dernière maladie est beaucoup plus évidente et ne réclame pas un examen approfondi. Une autre raison qui ne manque pas non plus d'importance, c'est que les autopsies de testicules tuberculeux sont relativement fréquentes, tandis que les autopsies du testicule syphilitique manquent ou ne sont dues qu'à des conditions tout accidentelles.

§ 4. — *Epididymites chroniques simples.* — C'est pour le même motif, pensons-nous, que l'épididymite chronique simple est si peu connue et si peu décrite. En effet, bien qu'on ait constaté l'oblitération des canaux efférents à la suite d'inflammation aiguë, bien qu'on se soit étendu sur l'infécondité qui doit en résulter pour l'individ ; bien qu'on ait reconnu l'anémie testiculaire (Gosselin), l'hypertrophie des cloisons fibreuses du testicule dans l'hydrocèle, on n'a point insisté suffisamment, croyons-nous, sur les symptômes propres à l'épididymite chronique, sur les conséquences qui peuvent en résulter pour la nutrition de la glande. Il y avait là pourtant une loi que la physiologie expérimentale a mise en lumière, et qui montre que toute glande dont le canal excréteur a été oblitéré ne tarde pas à s'atrophier. M. Panas a rappelé très-heureusement ce fait ; et il s'étonne, à bon droit, que cette atrophie ne survienne pas plus souvent à la suite des épididymites. Un élève de M. Dolbeau, le Dr Galvani, l'a rappelé aussi dans une thèse sur l'hydrocèle, destinée à préconiser le traitement par les injections vineuses.

Dans un travail, lu en 1873, à la Société de chirurgie, M. Lannelongue a montré aussi des lésions épididymaires dans l'hydrocèle ; mais ces lésions ne sont point celles que nous avons en vue, et sont bien le fait de l'hydrocèle. Elles consistent surtout en un étalement de l'appendice testiculaire auquel l'auteur de ce travail attribue l'absence de spermatozoïdes. Il cite, à l'appui de son opinion, cinq observations personnelles et des cas nombreux empruntés à différents auteurs. Plusieurs membres de la Société de chirurgie demandent à M. Lannelongue si cette absence de spermatozoïdes n'était pas due plutôt aux indurations épididymaires décrites par M. Panas, plutôt qu'à la compression produite par l'épanchement (Séance du 16 juillet 1873). M. Lannelongue n'a pas rencontré cette épididymite chronique dans les différents cas, au nombre de 23 qu'il a observés à Bicêtre. Il signale seulement un épaississement fibreux, très-épais, siégeant aussi à la queue de l'épididyme, mais ce n'est pas là, pour lui, un épididymite chronique.

En résumé, M. Lannelongue n'admet pas l'épididymite chronique d'emblée, mais cliniquement l'induration qu'il signale dans ses observations, ne diffère pas de celle que décrit M. Panas, et nous croyons plus rationnel de mettre sur le compte de cette lésion l'absence de spermatozoïdes. M. Gosselin a bien montré depuis longtemps l'influence des épididymites aiguës sur l'oblitération des voies spermatiques; pourquoi ne pas admettre que ces lésions puissent se produire d'une façon latente, quand elles se révèlent sur le malade par les mêmes signes?

Le Dr Fleury, de Clermont-Ferrand, dans une note communiquée à la Société de chirurgie (Séance du 24 juin 1874) a mentionné cette forme d'épididymite et lui attribue une importance capitale ainsi qu'on en peut juger :

« Chez les malades qu'on opère d'une hydrocèle, on observe presque constamment l'induration de l'épididyme. Est-ce la cause ou l'effet de l'épanchement? Une hydropisie n'a jamais déterminé l'engorgement de l'un des organes contenus dans une cavité tapissée par une membrane séreuse ; c'est le contraire qui se produit ordinairement.

« On peut donc en conclure que si la stérilité existe après l'opération de l'hydrocèle, ce n'est pas à l'adhérence des deux feuillets de la vaginale qu'il faut l'attribuer, mais à l'oblitération du canal creusé dans l'épaisseur de l'épididyme. »

Suit une observation avec nécropsie.

« Un vieillard de 70 ans a succombé dans mon service à un catarrhe de la vessie, suite d'une hypertrophie énorme de la prostate.

Il existait du côté gauche des bourses une hernie facilement réductible et une hydrocèle.

En examinant avec soin le testicule, j'ai trouvé l'épididyme induré et converti dans la plus grande partie de son étendue en tissu fibreux.

Assurément le liquide spermatique n'aurait pas pu arriver aux vésicules séminales, et si la même affection eût existé des deux côtés, on aurait pu en conclure, d'après la théorie de M. Gosselin, que l'absence de zoospermes dans le sperme était l'effet de l'adhérence des deux feuillets de la tunique vaginale ; si l'hydrocèle eût été opérée d'après le procédé généralement suivi.

Il me semble donc plus rationnel d'admettre que dans l'hydrocèle double, si l'opération détermine la stérilité, il faut l'attribuer à l'induration de l'épididyme antérieure, à l'épanchement et non à l'union des séreuses pariétale et viscérale. »

Mais, si les autopsies nous manquent, nous pouvons, à l'aide des données de l'anatomie normale, constituer en quelque sorte leur anatomie pathologique. M. Reclus a déjà insisté dans sa thèse si remarquable à tant de titres sur ce point spécial. Les tubes enroulés qui constituent l'épididyme sont reliés entre eux par du tissu cellulaire bien plus abondant que celui du testicule, et c'est autant l'infiltration de ce tissu que l'inflammation des tubes qui détermine le gonflement de l'épididyme dans l'inflammation aiguë. Il y a à la fois épididymite et périépididymite. Il est très-vraisemblable qu'il en est de même dans l'épididymite chronique d'emblée et que l'hypernutrition de ce tissu amènera en même temps une compression des tubes et une modification dans la circulation.

L'épididymite chronique doublée a besoin d'être cherchée ; elle n'attire guère l'attention du malade, car elle ne provoque pas de réaction, et elle ne détermine que des phénomènes objectifs peu apparents. Elle se manifeste par une induration plus ou moins étendue, mais qui est en général plus prononcée à la queue de l'organe, par une augmentation de volume plus ou moins appréciable, mais que l'on distingue facilement par comparaison en examinant l'épididyme du côté opposé. Si l'induration est générale, l'épididyme forme au-dessous du testicule un arc plus volumineux et dur qui ne ressemble en rien à celui du côté opposé. Si le gonflement est partiel, il siége toujours à la queue et l'augmentation de volume est d'autant plus manifeste que le reste de l'organe a conservé son volume normal. Dans l'épididymite chronique, l'anse que forme l'extrémité inférieure du canal déférent avec l'épididyme se délimite facilement, ce qui n'a pas lieu à l'état normal, les deux extrémités de l'anse étant accolées, ce qui n'a pas lieu non plus dans les engorgements tuberculeux où le tout forme une masse compacte. En outre, cette induration présente à la pression une sensibilité assez vive.

Nous n'avons parlé des conséquences possibles de l'épididymite chronique sur les fonctions de la glande que comme un point accessoire de notre étude. Tout autre est l'influence que nous attribuons à ces lésions dans la production des épanchements de la tunique vaginale.

Tels sont les cas dans lesquels on observe le plus souvent des épanchements de la tunique vaginale. Dans tous, nous pouvons noter déjà une inflammation chronique de la glande préexistant à l'épanchement, dans le plus grand nombre nous voyons aussi qu'il existe des lésions bien déterminées de l'épididyme. Nous établirons plus loin la relation qui existe entre ces faits.

Enfin il existe encore d'autres cas, d'autres lésions testiculaires ou épididymaires s'accompagnant d'épanchement, mais dont le rôle, dans la production de l'hydropisie nous semble plus obscur. Tels sont, par exemple, les kystes de l'épididyme. M. B. Anger en a rapporté un bel exemple dans la *Gazette des hopitaux* 1875, dont voici le résumé :

L., 54 ans, porte depuis plusieurs années une tumeur dans la bourse droite Cette tumeur a beaucoup augmenté depuis trois mois.

Le volume est quatre ou cinq fois plus considérable que celui de la portion gauche, et cette augmentation de volume tient à l'existence de deux tumeurs parfaitement isolables, une supérieure l'autre inférieure.

La supérieure est plus tendue, plus dure, d'une forme globuleuse. L'inférieure, plus volumineuse, de forme ellipsoïde, moins tendue et manifestement fluctuante. Du même côté, hernie inguinale facilement réductible.

La tumeur supérieure correspondait à la partie supérieure, et avait précédé de beaucoup, dans son développement, la formation de la seconde collection liquide, qui était évidemment une hydrocèle de la tunique vaginale développée consécutivement à l'irritation de la séreuse par le kyste agissant à la façon d'un corps étranger.

L'examen microscopique du liquide pratiqué séance tenante démontre la présence de spermatozoïdes qui ne parurent pas animés de mouvements.

La guérison eut lieu à la suite de cautérisation au nitrate d'argent des deux cavités.

Dans d'autres cas enfin, des corps étrangers se rencontrent dans la tunique vaginale. Curling, et le plus grand nombre des auteurs avec lui les comparent aux corps étrangers des articulations. Ne sont-ils que des produits inflammatoires formés au début par des depôts de lymphe plastique qui se feraient d'abord au-dessous de la vaginale et tendraient ensuite à se pédiculiser et à devenir libres ? Quel rôle ont-ils dans l'épanchement de la tunique vaginale? Leur histoire est assez obscure, et les cas publiés peu nombreux. Nous avons cherché dans le bulletin de la Société anatomique des éléments capables de nous éclairer. Depuis quinze ans nous n'avons rencontré qu'un petit nombre d'exemples :

Un cas de M. Malassez en 1870. Trois autres cas présentés à la société par M. Legroux sont relatés par M. Damaschino dans un rapport de candidature qui cite en outre, plusieurs autres cas empruntés à différents auteurs. L'un entr'autres à M. Chassaignac, qui enleva ce produit sans que le malade ait présenté d'accidents à la suite. C'est le plus volumineux dont il soit question, il avait deux centimètres de long sur douze millimètres de large.

M. Damaschino regarde ces petits corps comme des produits d'inflammation ancienne. En même temps que la vaginale suinte du liquide, des dépôts de lymphe plastique peuvent se faire en certains endroits. Ces petits corps ne se manifestent point par une réaction propre, l'épanchement seul qui les accompagne est une cause de douleur.

Curling dit qu'ils sont la cause de l'épanchement, de même qu'un cartilage dans une articulation provoque une sécrétion exagérée de la synovie.

PATHOGÉNIE DES HYDROCÈLES

Nous abordons maintenant le chapitre capital de notre travail. Etant donné des lésions déterminées comme siège et comme nature, quel est leur rôle dans la production de l'épanchement. Bien des éléments nous manquent pour répondre d'une façon péremptoire. Les examens anatomiques des testicules, au point de vue particulier qui nous occupe, manquent à peu près complètement; d'autre part, pour démontrer pièces en main, les faits que nous croyons vrais il eût fallu des recherches personnelles considérables, des moyens d'étude, et un temps dont nous ne pouvons pas disposer à notre gré. Ce ne sont donc pas des preuves anatomiques que nous apportons ici, mais des vues appuyées sur la clinique. Ce dernier point est notre seule excuse. Nous n'ignorons pas, en effet, que dans dans les sciences expérimentales, les raisonnements *a priori*, sont le plus souvent défectueux, mais nous savons aussi que là comme en bien d'autres circonstances, du reste, les vues de l'esprit sont le point de départ des rechèrches ultérieures, et ces vues nous semblent légitimes dès qu'elles s'appuient sur un fait vrai.

On définit souvent l'hydrocèle, une hydropisie de la tunique vaginale. Ici encore nous sommes forcés de compter avec les divisions classiques : les auteurs admettent des hydropisies actives ou hydrophlegmasies, et des hydropisies passives. Dans le premier cas l'exhalation de sérosité dépend d'un accroissement d'action des vaisseaux exhalants ; dans le second elle tient à l'atonie des absorbants, qui ne remplissant plus leurs fonctions avec l'énergie normale, laissent s'accumuler la sérosité. (Dict. Littré et Robin, hydropisie.) Pour ce qui regarde spécialement la tunique vaginale, A. Cooper s'élevait déjà contre cette manière de voir et ne voyait dans cette explication qu'une manière d'éluder la difficulté. Il admet, d'une façon générale, que les hydropisies sont le plus souvent l'effet d'une augmentation de l'exhalation artérielle. « La preuve de ce fait, dit-il, se trouve dans la vascularité plus grande de la membrane sécrétante, dans son épaississement, dans la promptitude avec laquelle l'hydrocèle succède à l'inflammation de la tunique vaginale. Toutefois, l'hydrocèle ordinaire est moins l'effet de l'inflammation que celui d'un relâchement qui porte à la fois sur les artères et sur les veines etc. » Ces réflexions nous semblent fort justes, encore que la dernière partie soit un peu obscure, il est bien difficile de déterminer la part qu'il faut attribuer à ces deux éléments, augmentation du courant d'arrivée, ou diminution du courant de retour. En tout cas, le fait capital, celui qui domine toute la maladie, c'est l'hypérémie.

Rappelons encore ici, que nous écartons de notre sujet toutes les hydrocèles liées à des causes générales et s'accompagnant d'infiltrations plus ou moins généralisées. Nous n'avons donc qu'à rechercher quelles sont les modifications de la circulation locale. Dans quelle partie, glande ou séreuse, siége cette hypérémie ?

Un exposé anatomique rapide des vaisseaux du testicule nous semble ici indispensable. Nous empruntons les détails suivants à nos auteurs classiques, et en particulier à la thèse de doctorat de M. Périer.

Le testicule reçoit les vaisseaux de l'artère spermatique; celle-ci, après avoir accompagné le cordon spermatique depuis le canal inguinal jusqu'à l'épididyme se divise en deux branches : l'une épididymaire qui parcourt l'épididyme d'avant en arrière et vient s'anastomoser sur le canal déférent avec l'artère déférentiell branche de la vésicale postérieure; l'autre testiculaire qui pénètre dans l'épaisseur du corps d'hygmore où elle se divise en rameaux périphériques et profonds; les rameaux périphériques rampent sous l'albuginée pour aller se distribuer ensuite aux globules glandulaires. On comprend de reste quelle est l'importance de ce réseau périphérique sur la nutrition de la séreuse.

Les veines du testicule convergent vers son bord supérieur. Les unes se portent à la partie interne de l'épididyme ; d'autres traversent l'albuginée, et forment deux groupes qui se rendent à la tête et à la queue de l'épididyme en se joignant à celles de cet organe qui longent son bord supérieur. Ces veines réunies forment ensuite deux groupes situés l'un en avant, l'autre en arrière du canal déférent. Dans le groupe antérieur se trouve l'artère spermatique; l'artère déférentielle est située entre les rameaux du groupe postérieur. C'est dans ce dernier faisceau, dit faisceau funiculaire que se forment chez les vieillards les dilatations que M. Doumange a décrites sous le nom de varicocèle de la queue de l'épididyme.

Il suit de là que toutes les lésions de l'épididyme auront pour effet un trouble plus ou moins marqué sur la circulation en retour.

Tous ces vaisseaux s'accolent au moyen d'un tissu cellulaire lâche pour former le cordon spermatique, et c'est à la queue de l'épididyme que commence ce cordon. Or, si l'on réfléchit que ce tissu cellulaire subit toujours l'influence des lésions produites sur l'épididyme et qu'il participe à toutes les inflammations qui peuvent s'y manifester, on comprendra que des inflammations répétées, ou une inflammation lente et subaigüe de l'épididyme déterminera à la longue une sclérose de ce tissu, et que, secondairement, cette sclérose interstitielle aura une influence énorme sur la circulation et sur la nutrition des parties qu'il entoure.

Mais ce n'est là qu'un des côtés de la question.

On n'ignore pas, d'autre part, combien sont fréquentes les inflammations des séreuses à la suite de lésions de même nature des organes qui les recouvrent. Si donc nous prenons pour point de départ les cas simples, nous aurons un moyen plus sûr de nous rendre compte des cas plus complets ou plus obscurs.

Considérons, pour exemple, ce qui se passe dans l'épididymite aigüe blennorrhagique.

Nous voyons l'épididyme enflammé augmenter de volume par le fait de l'inflammation de ses canaux et aussi par l'inflammation du tissu cellulaire qui l'entoure, puis consécutivement la tunique vaginale s'enflammer à son tour par voisinage et devenir le siége d'un épanchement.

Nous avons vu que les auteurs avaient jugé différemment de la fréquence de cet épanchement, Rochoux le considérant comme habituel, Velpeau ne l'admettant guère que dans la moitié des cas. Quoiqu'il en soit, de ce dégré de fréquence, l'explication de Gendrin (cité par Curling) est adoptée croyons-nous par le plus grand nombre des auteurs.

Mais de ce que l'épididyme est toujours en cause dans ces cas, nous nous garderons d'affirmer qu'il l'est toujours seul; et il est vraisemblable que l'inflammation du testicule lorsqu'elle existe ne reste pas sans effet sur l'apparition de l'épanchement. Bien que la tunique albuginée forme une sorte de barrière qui dans bien des cas isolé les inflammations de la séreuse de celle de la glande (injections irritantes) et *vice versâ*, dans ces cas aussi, l'inflammation passe de la glande à la séreuse et notamment dans les affections subaiguës ou chroniques du testicule. Il se passe là un fait analogue à celui que nous observons tous les jours chez les tuberculeux. Une inflammation de voisinage se développe et s'étend du poumon à la plève pariétale, et détermine la formation d'adhérences. Puisque nous avons prononcé le mot de tubercule, hâtons-nous d'ajouter qu'il y a plus d'un rapport entre la tuberculisation du poumon et celle du testicule. En effet, les pleurésies des tuberculeux sont généralement sèches et se terminent par la formation d'adhérences entre les deux feuillets de la plèvre. De même, dans les vaginalites des tuberculeux l'absence d'épanchement est la règle, de même que l'adhérence des deux feuillets séreux et peut être à cause de ce fait.

Mais cette forme de l'inflammation n'est pas la plus fréquente dans les affections du testicule et de l'épididyme. Le plus souvent, il existe un épanchement. Nous savons déjà que la quantité du liquide est très-variable mais que sa composition diffère peu. Cette identité de nature implique des sources identiques, et ce fait n'est pas seulement vrai pour les divers épanchements chroniques entre eux, mais entre les épanchements aigus et les épanchements chroniques, c'est du moins la meilleure façon de l'interpréter.

Mais un point capital distingue l'hydrocèle aiguë des hydrocèles chroniques, c'est la facilité de la résorption. Cela peut se rencontrer aussi dans l'hydrocèle des enfants, mais c'est exceptionnel chez les adultes. Nous avons vu, en effet que la vaginalite aiguë se termine le plus souvent par résolution; c'est que l'inflammation qui lui avait donné naissance cesse aussi d'elle-même ou par le seul fait du repos au lit et des émollients dans la plupart des cas. Les antiphlogistiques ne sont employés que contre la douleur, mais d'après Velpeau, ils ont peu d'influence sur la durée de l'orchite blennorrhagique, et l'on sait d'autre part que si l'on abandonne la maladie à elle même, il est extrêmement rare de la voir se terminer par suppuration. Il est juste d'ajouter que l'on voit aussi des résolutions incomplètes, mais il n'est pas prouvé que le traitement antiphlogistique mette le malade à l'abri de cette terminaison et dans les cas où elle a lieu, la persistance d'une certaine quantité de liquide dans la vaginale peut être mise non sans raison sur le compte de la persistance de l'épididymite.

C'est là même un des modes de début de l'hydrocèle chronique indiqué par tous les auteurs. Beaucoup de malades qui ont une hydrocèle ont eu antérieurement une orchite, dit Velpeau et J. L. Petit : « Si le gonflement testiculaire ne se dissipe pas, il se forme une hydrocèle qui vient peu à peu.

Nous nous trouvons ainsi amené par une transition insensible à l'hydrocèle chronique. La persistance de l'induration épididymaire est la cause de la persistance de l'épanchement. Velpeau a longuement insisté sur ce mode de formation. « On voit très-fréquemment le testicule, mais surtout l'épididyme bosselée, hypertrophiée, triplé de volume dans des hydrocèles qui paraissent survenus spontanément. »

Nous avons vu aussi dans notre introduction que, en 1854, Ad. Richard avait reconnu des lésions testiculaires dans l'hydrocèle prétendue simple. D'après lui, l'orchite chronique serait fréquemment en cause dans le processus morbide qui donne lieu à l'hydropisie de la tunique vaginale. Dans son mémoire qui a pour but de préconiser les injections d'alcool à la suite de la ponction, Ad. Richard rapporte XV observations. Or, malgré la remarque qu'il a consignée, cet auteur ne mentionne pas dans tous les cas l'état du testicule et de l'épididyme. Faut-il en conclure que dans les cas où cet état n'est pas mentionné, on n'a rien observé d'anormal dans le volume et dans la consistance de l'organe et de son appendice? Cela est possible. Mais, comme le but de ce travail est tout autre, nous sommes autorisés à supposer que dans la grande majorité des cas relatés, ce chirurgien a plutôt porté son attention sur les effets de traitement que sur l'état anatomique des parties. Dans cinq cas où l'état du testicule ou de l'épididyme est mentionné, deux fois ces organes étaient sains. Dans un autre cas, l'épididyme était tres-éloigné du testicule, on retira cinq cents grammes de liquide ordinaire ; il est sans doute plus rationnel d'attribuer à l'abondance de l'épanchement la distension du repli vaginal qui relie la portion moyenne de l'épididyme au testicule.

Enfin, dans les deux cas où il y avait altération du testicule ou de l'épididyme nous avons relevé :

Premier cas. Homme de 28 ans, bijoutier, portant des cavernes au sommet des deux poumons. La tumeur datait d'une année et présentait le volume d'un œuf de dinde ; elle était constituée en partie par l'épanchement, en partie par le testicule plus gros et plus dur qu'à l'état normal.

Une ponction à la lancette donne issue à 150 gr. de sérosité citrine, le testicule est presque doublé de volume. L'épididyme a les caractères de l'orchite chronique, tandis que le corps même de l'organe semble plutôt malade dans son enveloppe extérieure, l'albuginée, bien que ce jeune homme n'accuse aucun antécédent de syphilis.

Traitement suivi : frictions hydrargyriques.
3 gr. iodure de potassium.

Quinze jours après il y avait une légère diminution de l'engorgement testiculaire, mais l'épanchement s'était reproduit. La ponction donna issue à 120 gr. de sérosité. Injection de cinq grammes d'alcool. Trois jours après ce jeune homme quitte l'hôpital, un mois après il ne restait plus trace de liquide dans la vaginale.

L'affection du testicule s'était améliorée sous l'influence de l'iodure de potassium ; mais la glande restait cependant dure et inégale.

Il nous semble bien difficile de porter un diagnostic rétrospectif sur ce cas, mais nous serions cependant porté à croire qu'il s'agissait là d'un testicule tuberculeux, un traitement mixte prolongé pendant six semaines n'ayant amené qu'une légère amélioration.

Deuxième cas. Homme de 18 ans, garçon de café. Depuis deux ans hydrocèle à droite du volume du poing ; à gauche la vaginale commence aussi à se prendre. La ponction à droite donne issue à 200 gr. de liquide citrin l'épididyme est augmenté de volume surtout vers la queue. Le malade fut revu six semaines après, il n'y avait plus d'épanchement, mais l'épididyme conservait toujours son volume ; même état à gauche.

Ici, il nous semble tout à fait impossible de faire le diagnostic étiologique de l'induration épididymaire, et il est fâcheux qu'on n'ait pas constaté du côte opposé où il y avait une hydrocèle commençante l'état du testicule et de l'épididyme.

Quelques années plus tard, M. Voillemier (*Union médicale* 1859) publia un certain nombre d'observations ayant pour but de préconiser, à la suite de la ponction, la compression des bourses au moyen d'une cuirasse de diachylon.

Une des observations due à Follin, présente les faits suivants : « Un homme opéré quinze ans auparavant d'une hydrocèle survenue sans cause appréciable avait conservé à la suite de l'injection vineuse une augmentation de volume du testicule. A cela près la guérison avait été complète. Au moment où il se présente dans le service de Follin. il portait à droite une hydrocèle volumineuse. Dans l'intervalle il avait été repris d'épididymite à plusieurs reprises, et l'épididyme qu'on pouvait sentir malgré l'épanchement était dur et assez volumineux.

Ponction suivi d'injection iodée, enveloppement par bandelettes de diachylon. Après douze jours l'épididyme avait beaucoup diminué.

Dans une autre observation, dûe à M. Duplay, alors interne du service, nous trouvons :

« Homme de 44 ans, tailleur de pierre n'ayant présenté aucune affection d'antécédent des bourses ou des testicules. Hydrocèle volumineuse à gauche, datant de dix mois : après la ponction qui donne issue à 290 gr. de liquide citrin, on trouve le testicule un peu volumineux, l'épididyme également volumineux et induré et comme détaché du corps du testicule.

Nous avons cru devoir citer un court résumé de ces observations émanant d'hommes d'une autorité reconnue. Nous voyons que si l'état du testicule ou de l'épididyme les a frappés dans quelques cas, si même A. Richard a attribué une part très-grande aux lésions glandulaires dans la production de l'hydrocèle, ni l'un ni l'autre ne se sont occupés de rattacher dans tous les cas la manifestation hydropisie, à la lésion anatomique de la glande, et ce point de la maladie les a si peu frappés que dans la plupart de leurs observations, ils n'ont pas mentionné l'état anatomique des parties.

Depuis cette époque, il est évident que bien des hydrocèles ont été observés, mais nous ne connaissons aucun travail qui fasse une mention spéciale des lésions épididymaires ou testiculaires et qui rattache le symptôme à la lésion, jusqu'au mémoire de M. Panas (*Arch. de méd.*

1872). Nous n'avons pas à refaire l'historique présenté dans ce mémoire, et d'ailleurs nous en avons dit un mot au début de notre travail. Le savant chirurgien de Lariboisière a uniquement en vue les hydrocèles dites essentielles, et il fait remarquer que la plupart des cliniciens qui ont rencontré des lésions testiculaires accompagnant l'hydrocèle, ont considéré ces lésions non comme la cause de l'épanchement mais comme autant de complications ou de suites de la compression exercée par le liquide sur le testicule.

M. Panas montre que l'anatomie pathologique générale est peu favorable à cette idée de l'altération des séreuses sans lésions des organes sous jacents. La clinique nous enseigne d'autre part dit-il, que la tunique vaginale est peu sensible à l'action de la goutte, du rhumatisme, et que les maladies du testicule s'accompagnent fréquemment d'hydrocèles symptômatiques. Ces idées du maître ont été le point de départ de nos recherches, et nous avons pu vérifier un grand nombre de fois la vérité de ces faits.

M. Panas incrimine surtout dans les cas d'hydrocèle dite essentielle une épididymite subaigüe ou même latente. L'épididimyte peut s'accompagner aussi d'altération de testicule, mais il fait jouer un rôle capital à la première de ces lésions. En effet, outre l'hydropisie qu'elle amène, l'induration épididymaire, la sclérose si l'on veut du canal excréteur du sperme amène encore à sa suite l'atrophie de la glande, ainsi qu'on l'observe en physiologie expérimentale ou en clinique, dans une foule de cas où l'oblitération des canaux excréteurs a lieu. Il est même étonnant que cette atrophie ne soit pas plus fréquente.

Enfin, M. Panas exclut de cette théorie tous les faits d'hydrocèle congénitale ou due à la pression d'une hernie ou d'un bandage, et il termine son mémoire par quelques réflexions sur les récidives d'hydrocèle qu'il explique encore par la persistance des indurations épididymaires.

Les idées de M. Panas ont été déjà reproduites dans deux thèses, l'une de M. Vetault, un de ses élèves, en 1873 ; l'autre de M. Lobit, élève du Val-de-Grâce. La première rapporte vingt observations, dont huit empruntées au mémoire du maître, la seconde en contient seulement cinq inédites. Nous croyons inutile de les rapporter ici.

La connaissance de ces observations ne peut amener qu'un résultat favorable au point de vue de la cure des hydrocèles. Rattacher le symptôme à la lésion a été l'œuvre de nos devanciers. Bien que nous n'ayons ni leur autorité ni leur compétence, nous allons tâcher d'expliquer ce rapport. Ici encore nous devons réclamer l'indulgence de nos juges.

Les membranes séreuses sont surtout destinées au glissement des organes : une trame conjonctive fondamentale, un revêtement épithélial plus ou moins complet, telle est leur constitution. C'est en grande partie à la desquammation incessante de cet épithélium qu'est due leur lubréfaction, et d'autre part, la minceur de leurs parois explique la facilité avec laquelle elles se laissent traverser par les liquides normaux ou pathologiques. De là leur faculté si remarquable de sécrétion et d'absorption.

Quelles sont donc les conditions qui peuvent modifier le fonctionnement normal et régulier de ces membranes? En premier lieu se trouve la tension du sang. Nous pouvons à ce point de vue rappeler les expériences de Magendie et de Cl. Bernard rapportées par M. Farabœuf, dans sa thèse d'agrégation. — « Si l'on injecte dans les veines d'un animal assez d'eau pour doubler ou tripler le volume ordinaire de sa masse sanguine, et qu'on examine alors une de ses séreuses, on voit s'écouler de cette surface de la sérosité qui s'accumule dans la cavité et qui produit immédiatement une véritable hydropisie. » C'est Bouillaud, (in thèse de Farabeuf) qui a le premier démontré l'influence de l'oblitération des veines sur la formation des hydropisies partielles. Qu'il s'agisse de l'oblitération des veines ou de la compression des capillaires, le fait n'en est pas moins acquis.

Nous avons tenu à éliminer dès le début de notre travail, les hydropisies de la tunique vaginale tenant à des causes générales, et nous l'avons fait avec d'autant plus de raison que dans les anasarques, dans les œdèmes de la partie inférieure du corps liés à des troubles de circulation dans la veine-cave inférieure ou dans la veine porte, la quantité de liquide épanché dans la tunique vaginale est insignifiante comparée à celle qui distend les mailles du tissu cellulaire du scrotum. Nous devons donc ici encore quand il s'agit du mécanisme des hydropisies vaginales écarter de notre sujet toutes les causes éloignées, et nous en tenir à l'examen de la circulation locale. Or, l'excès de tension du sang se traduit surtout dans les capillaires, qu'il soit dû à une augmentation dans le courant d'apport, ou à une diminution dans le courant de retour, et ce qui est vrai pour la circulation générale, et même pour les circulations locales, celle du foie par exemple, dans la cirrhose (la compression des capillaires efférents de la veine porte amenant l'ascite), ne sauraitne pas l'être pour la circulation des testicules. Aussi, voyons-nous les gonflements, les indurations chroniques de l'épididyme amener plus ou moins rapidement la formation d'un épanchement vaginal. Qu'est-ce en effet que cette induration, sinon un tassement, une condensation du tissu cellulaire qui entoure les vaisseaux efférents, une véritable sclérose qui comprime les vaisseaux capillaires et les radicules veineuses.

Une autre voie se trouve encore ouverte à l'absorption des liquides épanchés dans les séreuses : nous voulons parler des lymphatiques. Et sans vouloir nous prononcer en faveur d'une opinion qui tend de plus en plus à devenir générale et qui considère les cavités séreuses comme de vastes cavités lymphatiques, n'avons-nous pas une foule d'expériences qui démontrent l'absorption par les lymphatiques ?

L'équilibre pourrait donc encore se rétablir entre la sécrétion et l'absorption, si les voies d'absorption étaient libres : ces deux voies sont les veines et les vaisseaux lymphatiques, mais dans un grand nombre de cas, la même cause qui a déterminé la stase capillaire s'oppose à l'absorption du liquide épanché. La même induration cellulaire qui comprime les radicules veineuses, comprime en même temps les vaisseaux lymphatiques, d'où la persistance de l'épanchement.

Tel est, pensons-nous, le processus général des épanchements de la tunique vaginale, mais avoir énoncé ce fait ne suffit pas. Cherchons donc si les faits ne viendront pas contredire la théorie.

Que se passe-t-il d'abord dans les hydrocèles aigües? Un gonflement de l'épididyme qui peut aller jusqu'à la glande, mais qui le plus souvent s'arrête et se limite à son appendice et qui peut subir toutes les terminaisons de l'inflammation. Au début donc, gonflement inflammatoire simple. Au bout de quelques jours, ce n'est plus seulement dans les mailles du tissu cellulaire du cordon et de l'épididyme que s'est faite l'infiltration, mais encore du liquide fibrineux s'est épanché dans une cavité toute préparée comme il avait fait déjà dans les mailles du tissu cellulaire. Un épanchement est constitué. L'inflammation peut parcourir ses stades ici comme dans tous les autres organes. La suppuration peut avoir lieu, ce qui est rare, pourtant M. Gosselin (Clinique de la Charité), en a rapporté plusieurs exemples. C'est tantôt le testicule, tantôt la vaginale qui suppure, et cela principalement dans les inflammations d'origine uréthrale, mais reconnaissant d'autres causes que la blennorrhagie. La résolution complète ad integrum peut avoir lieu, et le liquide disparaît en même temps que le gonflement épididymaire. Ou bien enfin des noyaux d'induration persistent en même temps qu'une certaine quantité de liquide ou bien encore les feuillets de la vaginale peuvent s'adosser par la production de fausses membranes.

Dans ces cas, nous avons donc une vascularité plus grande des organes et de la séreuse qui détermine la production de l'épanchement; quelquefois des indurations persistantes qui s'opposent à sa résorption.

Pour les épanchements chroniques, il ne nous semble pas devoir invoquer un autre processus. Nous avons noté, en effet, que les différentes affections du testicule (tubercules, syphilis, cancer) s'accompagnaient toujours d'une inflammation subaiguë de la tunique vaginale, d'une vascularisation plus grande de la séreuse d'où la production de fausses membranes, d'adhérences, d'épanchements. N'avons-nous pas noté, d'un autre côté, que l'épididyme était presque toujours altéré et que très-souvent il l'était seul?

La question n'est plus à discuter du reste pour ces différents cas. Mais là non plus n'était pas la difficulté de notre tâche. Ce que nous voulons surtout, c'était chercher la cause et la pathogénie des hydrocèles dites essentielles. Les hydrocèles symptomatiques doivent seulement nous fournir des termes de comparaison.

Un premier point se présente. Les hydrocèles réputées essentielles existent-elles réellement? Nous ne le croyons pas, mais nous possédons encore un trop petit nombre d'observations pour l'affirmer. Ces lésions peuvent fort bien passer inaperçues lorsqu'on ne les cherche pas, et il est bien certain qu'on est loin de les chercher toujours après la ponction, puisque dans le plus grand nombre des observations, il n'est fait aucune mention de l'état du testicule ou de l'épididyme. Nous ne pouvons donc qu'appeler l'attention sur ce point, et si l'avenir nous donne tort, au moins aurons-nous encore contribué à fixer l'opinion sur ce sujet.

Quoiqu'il en soit, il ressort cependant des cas que

nous rapportons, ce fait que l'épididyme a présenté toujours des lésions plus ou moins déterminées dans des cas où l'hydrocèle eût passé pour simple à un examen superficiel. Tantôt, le plus souvent, l'épididyme seul était malade; quelquefois le testicule présentait aussi une augmentation de volume. Mais, dans tous les cas, il y avait une induration de la queue de l'épididyme. Enfin, il nous faut noter que, dans presque tous les cas d'hydrocèle, les malades rapportent l'origine de leur mal à un coup.

Il nous semble qu'il y a plus d'un rapprochement à établir entre cette forme subaiguë, latente de l'inflammation de l'épididyme et les formes décrites dans les traités classiques. M. Panas faisait remarquer dans son mémoire que la plupart des malades avaient dépassé quarante ou cinquante ans, c'est-à-dire un âge où les altérations du col de la vessie, de la prostate sont communes et c'est à une irritation lente et sourde des parties profondes de l'urèthre qu'il attribuait cette variété d'épididymite. Cette opinion est plus que rationnelle si l'on se rappelle que dans les blennorrhagies aiguës, ce sont celles qui affectent les parties profondes de l'urèthre qui s'accompagnent, le plus souvent, de complications testiculaires, et que, dans le cathétérisme, dans les opérations qui se pratiquent sur les voies urinaires, ce sont celles qui intéressent les parties profondes qui déterminent, le plus souvent, des orchites. Or, dans un même organe, des lésions analogues, dans leurs causes et dans leurs résultats, doivent-elles avoir une pathogénie différente ? Nous ne le pensons pas. L'épididymite latente que nous incriminons dans la production des hydrocèles dites essentielles ne diffère des autres variétés que par ce seul fait qu'elle a besoin d'être cherchée. Quant à son rôle dans la production de l'hydrocèle, il nous semble facile à interpréter après les développements dans lesquels nous sommes entré plus haut. Nous croyons seulement que, en raison de l'induration constante de la queue de l'épididyme, l'obstacle à la circulation en retour, et l'impossibilité d'absorption par les lymphatiques y tient une plus grande place.

Nous pouvons résumer cette étude en quelques lignes. L'élément inflammatoire entre toujours pour une part dans les hydrocèles. L'obstacle à la circulation en retour s'y ajoute dans la plupart des cas. Des conditions extérieures, contusion, froissement du testicule déjà malade éveillent souvent l'attention du malade par la marche qu'ils impriment à une affection restée jusqu'alors latente.

La physiologie pathologique des épanchements qui accompagnent les kystes de l'épididyme ou les corps étrangers de la tunique vaginale nous semble plus difficile à entrevoir, bien qu'on puisse invoquer : dans le premier cas, un trouble de circulation, le kyste épididymaire comprimant les vaisseaux qui traversent l'épididyme ; et, dans le second, une inflammation, cause ou effet de ces productions anormales.

Enfin, nous ne pouvons pas prétendre que les lésions épididymaires soient constantes dans l'hydrocèle. Nous croyons, seulement, que ces lésions existent dans le plus grand nombre des cas et qu'on les rencontrera très-souvent dès qu'on prendra l'habitude de les rechercher. Nous ne nions pas que l'épanchement puisse se produire en dehors d'elles, mais nous croyons fermement que ces épanchements ne sont jamais essentiels et que leur cause sera un jour connue.

PRONOSTIC ET TRAITEMENT.

Nous avons suffisamment insisté, dans le cours de notre travail, sur les causes anatomiques de l'hydrocèle pour avoir à rappeler longuement que les lésions des testicules ou de l'épididyme en font la gravité relative. Les épanchements aigus peuvent se résorber spontanément; ils sont, par conséquent, d'un pronostic bénin. Les épanchements chroniques, au contraire, ne guérissent guère spontanément, ils peuvent récidiver malgré un traitement rationnel. Leur pronostic est donc plus grave. Il y a peu de conjectures à tirer de leur âge et de leur abondance. Pourtant, étant donné des lésions analogues des organes glandulaires, l'ancienneté de l'hydrocèle et son abondance sont des cas moins favorables et, de plus, l'énorme augmentation de volume qu'ils donnent au scrotum exposent le malade à d'autres complications sur lesquelles nous n'avons pas à insister, mais qui ne sont jamais des conditions favorables.

De ce fait, que nous considérons les lésions du testicule ou de l'épididyme comme la cause ordinaire des hydrocèles, s'ensuit-il que le traitement ne devra être dirigé que contre l'affection primitive et non contre le symptôme? Dans certains cas, oui, mais d'une façon générale, non.

Nous avons vu que dans les hydrocèles aigus, le retour de la perméabilité des vaisseaux absorbants se faisait le plus souvent spontanément, mais pourtant nous avons vu aussi que l'épanchement pouvait être une cause de douleur, d'où l'indication de le faire disparaître par la ponction de la tunique vaginale. Dans les cas que nous avons observés, l'épanchement ne s'est pas reproduit, mais il est juste de dire qu'outre la ponction de la vaginale, on avait fait des mouchetures multiples du scrotum dont l'action antiphlogistique ou révulsive n'est pas douteuse. Le mode de traitement préconisé par Velpeau peut donc être conseillé et proposé aux malades. Mais il est certain que les gens pusillanimes le refuseront, et, à moins qu'il n'y ait un épanchement très-abondant, on peut l'abandonner à lui-même.

Dans les testicules tuberculeux, nous avons vu que l'épanchement était en général peu abondant, et nous ne croyons pas qu'il y ait lieu d'insister sur son traitement. M. Demarquay a rapporté quatre cas de fonte purulente à la suite de mouchetures. (Th. de Reclus.) L'abstention est donc bien préférable, et hâtons-nous de dire que dans les cas que nous avons eu l'occasion d'observer, nous n'avons jamais entendu discuter l'intervention.

Les épanchements qui accompagnent le testicule ou l'épididyme syphylitique peuvent être négligés s'ils sont peu abondants, car ils disparaissent alors en même temps que les lésions qui les ont déterminés ; mais s'ils sont considérables, ainsi que nous en avons rapporté un cas, il est préférable d'intervenir et de vider la poche vaginale. Nous croyons, en effet, que dans bien des cas, les lésions de l'épididyme sont fort analogues à celles que nous avons décrites sous le nom d'épididymite chronique d'emblée, et nous avons vu suivre le même traitement local.

Quant aux hydrocèles communes, suivant nous, et qui atteignent le plus gros volume, hydrocèles dues aux épididymites chroniques d'emblée, le traitement comprend deux indications qui peuvent être remplies par le même moyen : 1° évacuation du liquide ; 2° modification des parois de la poche et de l'état de la glande au moyen de topiques. Ces moyens ont pour effet de déterminer une inflammation substitutive qui modifie considérablement la circulation locale, la vascularité de la séreuse et les indurations du tissu cellulaire qui siégent dans l'épididyme. L'énumération de ces moyens pourait produire de longs chapitres et nous ne croyons pas devoir nous y arrêter. Citons cependant comme les plus employés, la teinture d'iode, la cautérisation directe au nitrate d'argent (procédé de Deffer), les injections vineuses.

Les épanchements qui accompagnent les différentes espèces de tumeurs malignes ne méritent aucun traitement particulier. Les corps étrangers pourront être enlevés. Nous savons que M. Chassaignac a pu le faire sans accident.

Enfin, les kystes épididymaires devront être vidés et le même traitement est applicable aux deux collections liquides, c'est-à-dire la ponction suivie d'injection modificatrice.

Observation I.

Epididymite blennorrhagique aiguë à gauche avec épanchement.

Pit (Marcel), 25 ans, fleuriste, salle Saint-Honoré, service de M. Panas.

Plusieurs chaudepisses. La dernière il y a quatre mois; le malade conserve encore de l'humidité du canal.

Le 21 avril, excès de boisson; coït. Le lendemain, quelques douleurs appellent son attention du côté du testicule gauche; malgré cela, il continue à marcher. Vers midi, le sentiment de pesanteur qu'il éprouve le force à acheter un suspensoir. Le soir, la glande avait le volume du poing. Retentissement douloureux dans le cordon.

Inappétence; presque pas de sommeil.

Séjour au lit jusqu'au 24. Entrée à l'hôpital. Le volume de la glande est celui d'un gros citron. Peau très-tendue. La moindre pression très-pénible. Cordon engorgé et douloureux jusque dans la fosse iliaque.

Fluctuation très-nette à la partie inférieure. — Le testicule et l'épididyme semblent englobés dans la même masse. — Cataplasme.

Le lendemain 25 avril. *Mouchetures* assez nombreuses, une quinzaine environ. Deux ou trois cuillerées de liquide citrin s'écoulent en jet assez vigoureux.

Douleur très-vive sur le moment, qui se dissipe au bout de quelques heures.

Enfin, le 6 mai, le testicule est encore un peu plus gros; l'épididyme légèrement induré, s'est détaché nettement et présente encore le volume d'un gros porte-plume. L'engorgement du cordon a cessé.

Etat général bon. Sensibilité locale encore très-vive.

Observation II.

Epididymite avec épanchement; les deux testicules sont pris successivement.

Ad... (Eugène), 26 ans, journalier, entré le 1er mars 1876, salle Saint-Ferdinand, service de M. Panas.

Cet homme vient d'avoir une chaudepisse, mais l'écoulement est actuellement tari. Deux jours avant son entrée à l'hôpital, il est pris d'orchite à gauche. On constate une inflammation vive avec beaucoup de gonflement et des douleurs intenses.

2 mars. Des mouchetures donnent issue au liquide épanché, deux cuillères environ. Très-vive douleur sur le moment, mais qui se calme au bout de quelques heures.

Le 6. Le gonflement testiculaire s'est beaucoup amendé, mais l'écoulement revient. — Capsules de térébenthine.

Le 8. Gonflement du testicule droit. Mouchetures le 10. Ecoulement de sérosité et d'un peu de sang pur. Soulagement marqué dans l'après-midi.

Résolution graduelle. La guérison est entravée par l'apparition de vésicules d'herpès autour du gland; puis d'une adénite à droite qui suppure.

Le malade a été renvoyé le 9 mai pour insubordination.

Observation III.

Epididymite blennorrhagique aiguë à droite avec épanchement.

R... (Sylvain), 26 ans, entré le 8 mai 1876, salle Saint-Honoré, service de M. Panas.

Début de la chaudepisse, il y a deux mois et demi. Douleur vives et écoulement abondant pendant un mois. Début de l'épididymite le 6 mai.

Entrée le 8 mai. Le volume est environ celui d'un citron de taille moyenne.

Cataplasmes.

Le volume a augmenté sensiblement depuis le séjour du malade à l'hôpital. Empâtement énorme des plans superficiels. Fluctuation obscure. — 9 sangsues sur le cordon.

Résolution très-lente, bien que l'application de sangsues ait été suivie d'un soulagement immédiat.

Le malade sort le 30 mai, sur sa demande, conservant encore une partie très-volumineuse.

Observation IV.

Epididymite blennorrhagique à droite avec épanchement.

Lef. (Charles), 15 ans, batteur d'or, salle Saint-Honoré, n° 24, service de M. Panas.

Chaudepisse, quatre mois.

Début du gonflement testiculaire le 22 avril. Le malade continue à travailler jusqu'à la fin de la semaine, malgré l'augmentation graduelle du volume du testicule.

Le 28 au oir, le mal prend tout à coup un caractère plus aigu. Le volume augmente un peu, mais les douleurs deviennent fort vives. Elancements, sensations de brisement ou d'étranglement. Léger retentissement dans le cordon. Pas de fièvre. Insomnie.

Entré à l'hôpital le 21 mai.

La partie du scrotum, de coloration violacée, présente le volume d'un œuf de dinde. *Fluctuation manifeste, surtout à la partie inférieure.* Sensibilité très-vive. Pas de funiculite.

Cataplasmes.

Le lendemain, mouchetures (15 environ), le liquide s'écoule en jet, deux ou trois cuillères; puis du sang en assez grande abondance pour qu'on soit forcé d'arrêter l'hémorrhagie avec de l'amidon et une légère compression.

Douleur très-vive sur le moment qui dure environ deux heures; depuis indolence presque complète.

Sort le 24 mai, conservant une légère augmentation du volume de l'épididyme.

Observation V.

Testicule syphilitique. (Ziembicki. Saint-Louis, service de M. Tillaux, in thèse de Puel, 1873.)

Testicule du volume d'un œuf de poule. Tumeur pyriforme douloureuse. Hydrocèle.

Nodosités irrégulières à la surface de l'albuginée.

La queue de l'épididyme présente un noyau induré. Canal déférent et urèthre sains.

Récidive huit fois en huit mois.

Amélioration par frictions mercurielles et iodure de potassium à l'intérieur.

Observation VI.

Syphilis. — Manifestations testiculaires avec hydrocèle à la suite d'une contusion.

W... (Pierre), 34 ans, aiguilleur, entré le 3 avril 1876, salle Saint-Honoré, n° 12.

Chancre en 1860. Un mois de séjour à l'hôpital du Midi; aucun traitement depuis.

Croûtes dans la tête, alopécie; maux de gorge; voix nasonnée;

coryza syphilitique; carie des os du nez qui est maintenant très-aplati.

Gonflement testiculaire à la suite d'une chute sur un rail les jambes écartées, au mois de septembre 1875. Amélioration par le repos; puis retour des accidents.

Etat actuel : La partie gauche augmentée de volume, allongée, présente à peu près le volume d'un œuf de dinde. La fluctuation est manifeste. A travers la peau généralement tendue, on peut distinguer le corps du testicule hypertrophié, dur, bosselé, indolent. La tête et la queue de l'épididyme présentent chacune un noyau plus volumineux.

Traitement mixte : frictions hydrargyriques. Iodure de potassium. Contre le coryza, injections chloralées; prises de calomel et de sucre.

Etat le 16 mai. La voix est toujours très-nasonnée, mais la sécrétion nasale a beaucoup diminué. Le testicule a repris sa consistance et sa sensibilité normale. Plus de bosselures à la surface. Le volume est encore légèrement augmenté, et il reste un peu de liquide dans la vaginale. La queue de l'épididyme reste plus dure et plus volumineuse qu'à l'état normal.

Observation VII.

Syphilis. — Hydrocèle à récidive, d'abord à droite, puis à gauche.

K... (Charles), 38 ans, employé d'octroi, salle Saint-Honoré, n° 1 (service de M. Panas).

Premier séjour à l'hôpital Lariboisière, en 1873, pour une énorme tumeur du testicule droit qui datait de trois semaines environ. — Syphilis antérieure.

Le traitement par l'iodure de potassium commencé au dehors, puis continué à l'hôpital à la dose de 4 grammes par jour était resté infructueux. La castration avait été discutée, mais M. Panas voulut recourir d'abord aux frictions mercurielles, et en trois ou quatre semaines une amélioration très-rapide et très-nette permit au malade de reprendre son emploi.

Un an après, les mêmes accidents reparurent, mais le testicule était bien plus gros que la première fois. La peau était tendue à rever. Une ponction donna issue à deux verres environ de liquide citrin. Quelques jours après, le liquide s'étant reproduit, nouvelle ponction. Sous l'influence du traitement mixte, le testicule revint à son état normal et aujourd'hui il paraît absolument sain.

Ce sont des accidents analogues qui le ramènent encore à l'hôpital, mais cette fois c'est le testicule gauche qui est pris. Il a commencé à grossir il y a cinq mois environ, puis il a augmenté graduellement de volume sans gêner autrement le malade que par son poids.

La tumeur est plus grosse que le poing : elle est très-nettement bilobée, cylindroïde en haut, de la grosseur du poignet, pyriforme à la partie inférieure, transparence parfaite sauf à la partie postéro-inférieure.

Ponction le 26 février. — Liquide citrin et clair. On sent le testicule augmenter de volume, dur, bosselé, mais peu sensible à la pression. La tête et la queue de l'épididyme sont hypertrophiées, la tête plus volumineuse peut être comparée à une noisette.

Le 28 février, le liquide s'est reproduit en petite quantité. Le testicule parut s'enflammer, il est plus volumineux, sensible à la pression.

Au bout de quelques jours, et sous l'influence du traitement mixte, les parties rentrèrent dans l'état normal, mais quinze jours après une nouvelle poussée eut lieu et l'hydrocèle se reproduisit. On fut obligé de faire une nouvelle ponction qui, cette fois, fut suivie d'injections iodée, et la guérison eut lieu. Le malade sortit le 12 mars.

Observation VIII.

Hydrocèle récidivée, à droite.

J., 42 ans, salle St-Honoré, n° 24 (service de M. Panas), entré le 24 janvier.

Cet homme a été opéré une première fois, il y a huit mois, dans le même service. Injection iodée à la suite de la ponction.

Intelligence obtuse. De plus ce malade qui est presque aveugle par suite d'un double iritis ne donne que des renseignements incomplets sur ses antécédents. Heureusement l'apparition d'une syphilide annulaire au-dessus du pubis nous met sur la voie du diagnostic.

La ponction donna issue à 250 grammes de liquide très-clair. Le testicule paraît sain, mais l'épididyme présente une augmentation de volume manifeste, et *un gros noyau induré à la queue*. Injection iodée. Le 29 janvier, traitement mixte.

L'absence de renseignements sur l'état du testicule lors de la première ponction ne permet pas de porter ici un diagnostic absolu. Le testicule était sain, ce qui est rare dans les cas d'affections syphilitiques du testicule, de sorte qu'on ne peut affirmer qu s'agissait là d'une manifestation spécifique. Le traitement était légitimé par les signes observés sur le malade.

Il sortit guéri de son hydrocèle le 24 février.

Observation IX.

Hydrocèle ancienne ou kyste de l'épididyme. — Contusion du testicule suivie de vaginalite.

B.... (Louis), 19 ans, garçon épicier, entre le 25 février, n° 3, salle St-Ferdinand (service de M. Panas).

Depuis cinq ans, le malade a remarqué l'augmentation de volume du testicule droit, survenu sans cause apparente. Il y a cinq jours, poussé par un camarade contre un comptoir, il a eu le testicule fortement comprimé.

Immédiatement douleurs vives suivies d'une légère réaction. La peau du scrotum est un peu rouge et chaude. Epanchement abondant formant une tumeur lisse, transparente. Le testicule est en arrière et en dedans de l'épanchement. Epididyme dur, sensible, écarté du testicule.

Point d'orchite ni de syphilis dans les antécédents. Santé habituellement bonne.

Le 26 février, ponction. 300 grammes environ d'un liquide légèrement visqueux, légèrement coloré par du sang. Il y a évidemment de la vaginalite.

Injection avec teinture d'iode 2[3
— glycérine 1[3

Vives douleurs au moment de la ponction et de l'injection. Glace sur la région.

Exeat le 9 mars pour Vincennes.

Observation X.

Due à M. Chenet, interne du service.

Hydrocèle récidivée. — Hernie inguinale volumineuse. — Indurations multiples de la vaginale. — Testicule irrégulier très-dur et insensible Orchite chronique à gauche.

Bel... (Louis), 65 ans, journalier, salle St-Honoré, n° 24 (service de M. Panas).

La hernie date d'une vingtaine d'années. Le malade porte un bandage depuis deux ans seulement, et encore d'une façon irrégulière. Depuis deux ans aussi les parties ont commencé à grossir en même temps que des douleurs et des tiraillements se faisaient sentir dans l'aine.

Il y a quatorze mois l'hydrocèle a été ponctionné. Le malade dit qu'on a retiré deux litres et demi de liquide. Injection probablement alcoolisée.

Quelques jours après, nouvelle ponction, un verre de liquide environ, et même injection suivie de légère cuisson comme la première fois.

Troisième ponction à quelques jours de distance. Quelques cuillerées de liquide. Même injection. Le malade était alors traité par M. Leroy des Barres.

Pendant un an il a pu se considérer comme guéri, bien que la partie fût réellement plus grosse. Mais depuis deux mois, elle a recommencé à se développer très-rapidement.

Point d'antécédents vénériens. Le malade est célibataire.

Les éléments du cordon sont libres, mais dissociés, indolents. Engorgement ganglionnaire à l'aine. Notre homme urine sans difficulté et pisse une ou deux fois la nuit.

Le volume de son hydrocèle dépasse celui du poing ; surface arrondie, mollasse, sans distension de la peau, transparence imparfaite.

La vaginale présente plusieurs plaques dures, épaisses. Le testicule occupe la partie inférieure et postérieure, son volume est normal, mais sa surface est irrégulière et bosselée, sa consistance est cartilagineuse, la sensibilité normale a disparu.

De l'autre côté, existe un kyste à la tête de l'épididyme, du volume d'une noix, transparent, indolent, peut être un peu de liquide dans la vaginale, sensibilité du testicule conservée. Volume un peu augmenté.

Observation XI.

Hydro-sarcocèle.

D.... (Jules), 45 ans, cordonnier, trois enfants. Salle St-Ferdinand, n° 23 (service de M. Panas).

Cet homme porte depuis trois ans environ une tumeur des bourses, située à droite, qui a augmenté progressivement de volume, mais qui s'est développée surtout depuis six mois.

Sa forme est ovoïde, à grosse extrémité inférieure. Les circonférences mesurent l'une 6,46 cent. et l'autre 6,52 cent.

La peau distendue, amincie, glisse du tissu de la tumeur et l'on distingue facilement, au palper, que cette masse est formée de deux parties, l'une solide, dure, comme ligneuse, occupant la partie postéro-inférieure, l'autre liquide, manifestement fluctuante antérieurement.

La surface totale est d'ailleurs parfaitement régulière. Cet homme portait depuis son enfance un varicocèle de ce côté, mais cela ne l'a pas empêché de faire deux congés dans l'armée. Il ne porte un suspensoir d'une façon régulière que depuis 1862.

Son père et un frère sont aussi atteints de varicocèle. A plusieurs reprises, il a eu des accidents du côté du testicule. En 1854, pendant qu'il était au service, il dit avoir eu un épanchement de sang spontané dans les bourses (rupture d'une varice ?) qui détermina un séjour de dix jours à l'hôpital. On lui mit 22 sangsues, il sortit bien guéri, mais conservant son varicocèle.

En 1856, chaudepisse, puis à la suite, fièvre typhoïde, et enfin pendant la convalescence de cette dernière maladie, complication testiculaire, toujours à droite, qui dure trois semaines environ et qui se termine par guérison. Libéré du service, en 1863, à cause de son varicocèle.

En 1873, seconde chaudepisse avec accidents testiculaires toujours à droite. M. Panas qui le vit à cette époque constata la présence d'une tumeur du testicule, et proposa au malade une opération qu'il refusa.

Son père est mort à 44 ans, d'une maladie aiguë. Sa mère a 86 ans, non sans autre infirmité que de la faiblesse des yeux. Un frère mort à 47 ans, aveugle depuis 19 ans.

La tumeur est absolument indolente au palper, et, en dehors des accidents que nous venons de mentionner, le malade n'a jamais souffert de son testicule.

Opération le 2 juin. — Ponction au trocart, un verre de liquide environ, citrin d'abord, puis teinté de sang.

La tumeur est énucléée facilement après une large incision du scrotum. Son volume est celui d'un œuf d'autruche, croute ligneuse, blanchâtre à la coupe. L'examen microscopique s'est fait ultérieurement.

La vaginale est fortement épuisée, presque cartilagineuse. Malgré quelques complications, la guérison complète eut lieu et le malade sortit de l'hôpital.

Observation XII.

Hydrocèle à droite. — Orchite double vingt-deux ans avant. Infécondité.

B.... (Joseph), 40 ans, entre le 8 mai, salle St-Honoré, n° 9 (service de M. Panas).

Chaudepisse à 18 ans. — Sur le déclin, orchite à droite, suivie d'une orchite à gauche, puis d'une nouvelle orchite à droite. Marié depuis onze ans, il n'a pas d'enfants.

Induration de la queue de l'épididyme gauche, le corps du testicule est bien développé.

Le testicule droit était resté deux fois plus gros que l'autre, lorsqu'il y a un an environ, sans cause appréciable, le volume a augmenté graduellement au point de représenter aujourd'hui le volume du poing. Cette augmentation de volume tient à l'existence d'un hydrocèle.

Le 13 mai, ponction suivie d'injection iodée, le liquide évacué contient de nombreuses paillettes de cholestérine. Inversion du testicule. Cordon induré, situé à la partie antérieure de la glande. Introduction de la tête et de la queue de l'épididyme.

Le malade part à Vincennes, le 24 mai, conservant encore de l'augmentation de volume des bourses.

Revu le 3 juillet, il conserve une induration de tout le corps de l'épididyme à droite avec noyau plus volumineux à la tête.

Observation XIII.

Hydrocèle datant de trois ans. — Epididymite avec funicalité chronique.

C...., (François), 41 ans, ajusteur, entre le 23 juin 1876, salle Saint-Ferdinand, n° 5 (service de M. Panas).

Ce malade porte depuis trois ans une hydrocèle qui n'avait déterminé aucune douleur jusqu'à ces derniers temps. Depuis huit jours, sans cause occasionnelle appréciable, il a éprouvé des douleurs et s'est décidé à venir se faire opérer.

Il n'avoue ni orchite, ni syphilis dans ses antécédents.

Le 24 juin, on pratique une injection de 20 gouttes d'une solution de chlorure de zinc au 20e mais la canule dont on s'était servi étant assez forte, du liquide sort par gouttes de la piqûre. Immédiatement on vide alors la poche par une nouvelle ponction afin d'empêcher l'extravasation du liquide injecté dans la première plaie. On constate que les dernières parties du liquide obtenu dans cette seconde ponction contiennent des coagulations probablement albumineuses dues à l'action du chlorure de zinc.

L'épididyme et le cordon sont augmentées de volume et durs.

Le 1er juillet, le liquide a reparu et l'épanchement s'accompagne d'une réaction locale assez intense. — Cataplasmes.

Nouvelle ponction le 4 juillet. 200 gr. environ de liquide rougeâtre, inflammatoire, contenant quelques flocons albumineux. Le malade sort sur sa demande, le 13 juillet, conservant seulement du gonflement des parties.

Observation XIV.

Due à M. Chenet, interne du service.

Hydrocèle volumineuse à droite. — Hydrocèle commençant à gauche.

Plansous (Alexandre), 49 ans, chauffeur, salle Saint-Honoré, n° 28, service de M. Panas.

Le malade fait remonter le début de la tumeur à trois mois environ. Elle avait, dès ce moment, le volume d'un œuf de poule, et occupait la partie inférieure des bourses. Point de cause occasionnelle apparente.

Depuis ce temps, elle n'a fait qu'augmenter de volume sans déterminer de douleurs; elle s'est développée en remontant vers l'aine et elle est devenue de plus en plus tendue.

Il n'a pas remarqué l'hydrocèle du côté gauche.

Antécédents: chaudepisse il y a sept ans, qui a duré environ trois mois, sans complication testiculaire. Jamais d'accidents syphilitiques; pas de signes de rétrécissement; quelques excès de femmes.

Il a eu quatre enfants dont deux sont morts.

Depuis le développement de sa tumeur, peu de désirs vénériens, hydrocèle volumineuse à droite, de forme allongée, remontant jusque dans l'anneau inguinal; irrégulièrement lobée, très-rénitente, indolente. Peau distendue à vascularisation très-marquée. Transparence parfaite en tous points, de sorte qu'on ne peut juger de la situation du testicule. La palpation ne détermine non plus en aucun point la sensibilité propre à cette glande.

A gauche, la partie a le volume d'un œuf de poule. Fluctuation manifeste. On sent un *noyau induré au niveau de la queue de l'épididyme.*

Quelques douleurs de reins.

Bonne santé habituelle; teint bilieux.

Ponction de l'hydrocèle à droite; environ 250 grammes de liquide citrin.

Engorgement de la queue de l'épididyme de la grosseur du petit doigt, avec sensibilité à la pression.

Injection avec teinture d'iode et glycérine, parties égales, douleur pendant sept ou huit heures.

Le 20 juin, la bourse a le volume du poing; elle a diminué depuis la veille.

Repos au lit, les bourses soutenues au moyen d'un plateau de bois échancré.

Sorti sur sa demande pour aller à Vincennes le 22 juin conservant encore une certaine augmentation du volume de la partie droite.

CONCLUSIONS.

De l'examen auquel nous nous sommes livré au sujet des différentes variétés d'hydrocèles, nous nous croyons autorisé à conclure :

1° Les hydrocèles symptomatiques constituent la classe la plus nombreuse, et les hydrocèles dites essentielles diminueront de nombre à mesure qu'on s'habituera davantage à rechercher, dans tous les cas, l'état du testicule et de l'épididyme.

2° Les causes lointaines des hydrocèles sont très-variées ; leur cause générale est un trouble circulatoire de la vaginale, étroitement lié à un état analogue du testicule ou de l'épididyme. La cause locale la plus fréquente et la plus active est l'inflammation chronique de l'épididyme, qui détermine un excès de tension dans la circulation capillaire et qui apporte obstacle à l'absorption.

3° Les lésions épididymaires ou testiculaires étant reconnues, le traitement comprendra toujours l'indication de s'adresser d'abord à elles. Le traitement de l'épanchement en lui-même n'est que secondaire, mais la ponction suivie d'injections irritantes, exerce sur les lésions glandulaires une action favorable à leur résolution.

4° La persistance des lésions glandulaires entraîne la récidive de l'épanchement.

Paris. — A. PARENT, imprimeur de la Faculté de Médecine, rue M.-le-Prince, 29-31.

www.ingramcontent.com/pod-product-compliance
Ingram Content Group UK Ltd.
Pitfield, Milton Keynes, MK11 3LW, UK
UKHW021059270726
13994UKWH00009B/1330